MÉMOIRE

SUR LA

VIDANGE DES LATRINES

ET DES

URINOIRS PUBLICS

Au point de vue hygiénique, agricole et commercial,

Par le Docteur **E.-L. BERTHERAND**,

Professeur d'histoire naturelle et d'hygiène industrielles, Sécrétaire du Comité central de Vaccine du département, Médecin assermenté près l'Administration des Douanes, Membre titulaire du Comice agricole de Lille, Correspondant de l'Académie impériale des sciences de Rouen, etc, etc.

« Ce qu'on perd faute de soins, ce qu'on manque
« de gagner faute de savoir, est incalculable. »
(Jacques BUJAULT).

(Extrait des Archives de l'Agriculture du Nord, t. VI).

LILLE,

IMPRIMERIE DE LEFEBVRE-DUCROCQ, PLACE DU THÉATRE, 36.

1858.

MÉMOIRE

SUR LA

VIDANGES DES LATRINES

ET DES

URINOIRS PUBLICS.

TRAVAUX DU MÊME AUTEUR.

1. *Clinique chirurgicale de l'hôpital du Gros-Caillou (1842).*
2. *Cyclotôme crânien, nouvelle scie pour les autopsies (1842).*
3. *Recherches sur les tumeurs sublinguales (1845).*
4. *Sutures des tendons (1854)*
5. *Considérations cliniques sur les Kystes (1845).*
6. *Nouvel appareil pour l'entorse du pied (1847).*
7. *Du sulfate de cuivre dans la blennorrhagie (1847).*
8. *Traitement médical de l'hydrocèle (1848).*
9. *Notice climatologique sur Teniet-el-Had (1848).*
10. *De la création des hôpitaux arabes (1848).*
11. *De l'acide azotique dans la gingivite épidémique (1849).*
12. *Considérations pratiques sur les maladies de l'Afrique (1849).*
13. *Du mal de mer comme moyen curatif (1849).*
14. *Du traitement de la fièvre intermittente en Algérie* (Mémoire couronné par la Société de médecine d'Alger, 1849
15. *De l'hypérémie des sinus frontaux (1850)*
16. *De l'emploi thérapeutique des eaux de Téniet-el-Had (1850).*
17. *Névralgie oculaire épidémique à Téniet-el-Har (1850).*
18. *De l'existence réelle de la névralgie oculaire épidémique (1851).*
19. *Traitement de la dyssenterie et de la fièvre intermittente par la poudre du docteur Fave (1851)*
20. *Varioles et rougeoles consécutives à la vaccine (1852).*
21. *Le choléra en Algérie (1849, 1850 et 1851)*
22. *Insalubrité de la viande de porc en Algérie (1852)*
23. *Compte-rendu des travaux de la Société de médecine d'Alger (1852).*
24. *Conseils d'hygiène aux Musulmans de l'Algérie (1853)*
25. *De l'ophthalmie en Algérie (1854)*
26. *Du chancre du Sahara (1854).*
27. *Médecine et hygiène des Arabes,* un vol. in-8° de 600 pages (1855).
28. *De la suture mixte et en faufil (1855).*
29. *A propos d'un conte arabe (1855).*
30. *De l'influence du transport par les chemins de fer sur la santé des animaux destinés à la boucherie et à l'engraissement (1856).*
31. *Des eaux minérales de l'Algérie (1856.)*
32. *Des tumeurs du sein chez l'homme (1856).*
33. *Expérimentations cliniques sur un nouveau mode de traitement de la dyssenterie et de la fièvre intermittente (1856).*
34. *Rapports au comité central de vaccine du département du Nord sur l'état de la propagation de la vaccine en 1855, en 1856, en 1857.*
35. *Recherches sur la luxation sacro-iliaque (1857).*
36. *Epidémies varioliques de Bauvin et de Sainghin-en-Mélantois (1857).*
37. *Essais d'inoculation des eaux aux jambes (1857).*
38. *Etudes historiques et statistiques sur la vaccine et la variole dans le département du Nord de 1803 à 1856 (1857)*
39. *La variole dans le nord de l'Afrique (1857).*
40. *Les dentistes arabes. (1857).*
41. *De l'enseignement de l'hygiène dans les écoles de médecine (1858).*
42. *Documents comparatifs sur l'efficacité du vaccin pris de bras à bras et récolté sur verre (1858).*
43. *Des ressources que la matière médicale arabe peut offrir aux pharmaciens français et algérienne (1858).*

MÉMOIRE

SUR LA

VIDANGE DES LATRINES

ET DES

URINOIRS PUBLICS

Au point de vue hygiènique, agricole et commercial,

Par le Docteur E.-L. BERTHERAND,

Professeur d'histoire naturelle et d'hygiène industrielles, Sécrétaire du Comité central
de Vaccine du département, Médecin assermenté près l'Administration des
Douanes, Membre titulaire du Comice agricole de Lille, Correspondant de l'Académie impériale des sciences
de Rouen , etc., etc.

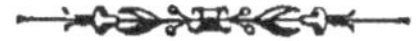

« Ce qu'on perd faute de soins, ce qu'on manque
« de gagner faute de savoir, est incalculable. »
(Jacques BUJAULT).

(Extrait des Archives de l'Agriculture du Nord, t. VI).

LILLE,

IMPRIMERIE DE LEFEBVRE-DUCROCQ, PLACE DU THÉATRE, 36.
1858.

MÉMOIRE

SUR LA

Vidange des Latrines et des Urinoirs publics, au point de vue hygiénique, agricole et commercial.

> « Ce qu'on perd faute de soins, ce qu'on manque
> « de gagner faute de savoir, est incalculable. »
> (Jacques BUJAULT.)

La réception et l'enlèvement des matières fécales et des urines, non seulement constituent une haute question d'hygiène, mais touchent encore d'une manière très grave aux intérêts agricoles et commerciaux.

En France, depuis quelques années, l'autorité administrative, inspirée par une vive sollicitude pour la salubrité publique, a conseillé et même prescrit la désinfection préalable des matières contenues dans les fosses d'aisance, mais sans trop s'inquiéter si les propriétés fertilisantes, si la nature intime de ces substances ne recevaient pas une atteinte plus ou moins regrettable de leur mélange avec des agents destinés à en modifier profondément l'état, soit par l'absorption des gaz de la fermentation, soit par une mutation des principes solubles en principes insolubles, fixes et partant inodores. D'autre part, une ordonnance de M. le Préfet de police de Paris, en date du 8 novembre 1851, prescrivant cette désinfection préalable des fosses d'aisance, dit à l'article 3 :

« Les matières liquides désinfectées pourront être, lors de « la vidange, *écoulées sur la voie publique.* »

Ainsi donc, dans la capitale de la France, l'administration non seulement ordonne la transformation chimique de la matière, mais encore autorise le rejet et la perte de ses parties liquides.

De tels errements doivent exciter de sérieuses réflexions chez les cultivateurs d'un département dont la renommée agricole a précisément pour base l'usage très rationnel des excrétions humaines à l'état le plus naturel (1).

La question de la récolte et de l'enlèvement de ces riches matières excrémentitielles a donc une importance capitale : elle vaut certes bien la peine d'arrêter quelques instants l'attention du Comice agricole.

Les vidanges, qui ne sont pas inodores, ont la réputation d'être malsaines, insalubres, dangereuses même pour la vie des ouvriers. Ces faits, malheureusement très exacts à un point de vue général, cessent de l'être quand on les considère dans le département du Nord, où le peu de capacité des fosses, rendue nécessaire par l'utilisation de leur contenu au bénéfice de l'agriculture, et dès lors la fréquence de leur vidange, empêchent les matières d'y faire un séjour assez prolongé pour que les gaz développés par la fermentation acquièrent un degré de concentration et par conséquent de nocuité notables. D'un autre côté, les vidangeurs, ne sont plus dans ces mêmes conditions, obligés de descendre dans des fosses d'aussi petites dimensions.

C'est pourquoi, dans nos contrées, on n'entend jamais parler d'accidents toxiques subitement développés chez les ouvriers occupés de cette dégoûtante mission ; c'est aussi pourquoi il faut considérer comme très exagérées les plaintes élevées dans nos localités contre l'influence nuisible des émanations de ces

---

(1) Voyez à ce sujet dans le t. Ier de la 2e série des *Archives de l'agriculture du Nord*, page 481, le rapport de M. Meurein sur la désinfection des matières fécales.

mêmes vidanges sur les métaux, les peintures, les dorures, etc.

Toutefois, le mode habituellement usité dans nos cités a des inconvénients irrécusables, mais non pas graves comme on le prétend. Ainsi que le faisait ici remarquer avec raison M. Demesmay, dans la réunion du 7 mars 1855 (1), « l'enlèvement « de tous les résidus d'une grande ville ne se fait pas sans of- « frir de l'incommodité. »

Il semblait donc qu'au point de vue hygiénique tout d'abord, il aurait suffi de surveiller, d'examiner les moyens mis en pratique, de voir si les ouvriers exécutent les prescriptions réglementaires de salubrité, de chercher enfin à modifier, à améliorer leur méthode d'exécution, de transport, etc.

L'administration municipale a trouvé la solution la plus convenable (2) dans l'interdiction de l'emploi de cet antique procédé, et dans l'imposition des systèmes soit de désinfection des fosses, soit de vidange atmosphérique déjà expérimentée en France depuis une douzaine d'années (3).

Ces procédés ont suffisamment fonctionné dans notre ville, pour qu'on puisse les juger aujourd'hui au triple point de vue de l'hygiène, de l'agriculture et du commerce.

Sous le rapport hygiénique, je dois affirmer que pour ma part, j'ai suivi un assez grand nombre de fois les opérations dans les deux méthodes, et que je suis loin de les avoir trouvées aussi inodores qu'on se plaît à le dire.

Le système de vidanges par les pompes a le grand inconvénient de gêner la voie publique, surtout sur les trottoirs et dans

---

(1) Rapport sur les vidanges désinfectées par des matières carbonisées; t. IIIe, des *Archives de l'agriculture du Nord*, p. 22.

(2) Voyez l'arrêté municipal du 28 janvier de cette année.

(3) Voyez *Annales d'hygiène publique*, t. 35, 1846. Note sur un nouveau système de vidanges des fosses d'aisance, par M. Guérard.

les corridors. La complication des pièces de l'appareil prolonge considérablement la durée des opérations, et l'on ne sait que trop maintenant qu'il lui est impossible de fonctionner convenablement dans bon nombre de maisons où les latrines sont reléguées au fond de cours très éloignées ou dans des coins très étroits.

Une assez grande quantité de vastes établissements ont d'ailleurs des fosses d'une capacité telle qu'un unique récipient du nouveau système est trop restreint pour pouvoir suffire dans ces cas : il faut alors multiplier ces vastes et dispendieux tonneaux avec tout leur matériel obligé, et le moindre inconvénient n'est encore ici qu'une très regrettable perte de temps.

Dans beaucoup de courettes et d'impasses où les lieux d'aisance ont de très minimes dimensions, l'appareil y ramène au moins une fois par semaine son attirail, son personnel, sa gêne dans la circulation publique et domicilière, etc.

Rappellerai-je d'ailleurs, ce dont chaque quartier de notre ville a été témoin, — les accidents de rupture des conduits et d'épanchements des matières dans les habitations, corridors et sur la voie publique ?

On a craint — et avec raison — que ce système nécessite de vastes réservoirs de décharge à proximité (ou plutôt à quelque distance) de la ville, et sur l'insalubrité certaine desquels M. Loiset a récemment appelé l'attention du Comice et de l'autorité municipale (1).

Au point de vue agricole, cette innovation n'est pas des plus heureuses. Les grands dépotoirs dont son application entraînera l'inévitable création, seront « une occasion de frais et de déplacements pour transvaser l'engrais liquide dans 4 ou 500 citernes agricoles qu'il doit occuper avant de recevoir sa destina-

---

(1) *Archives de l'agriculture du Nord*, t. V, page 482. Rapport sur les vidanges inodores.

tion fertilisante ; de telle sorte que l'opération en devient plus onéreuse, sans être plus salubre pour les campagnes. » (1) L'agriculture n'aurait donc rien à gagner à ce nouveau mode d'opération ; incontestablement, par suite de l'achat d'appareils de cette espèce et en nombre suffisants, les matières ne pourront qu'augmenter de prix. Est-il dès lors exact de dire que « les procédés de ce genre peuvent être appliqués *sans'nuire en rien* aux intérêts de l'agriculture qui conservera la faculté d'utiliser *avantageusement* les engrais liquides provenant des fosses d'ai-sance ? » (2)

Au point de vue commercial, le procédé des pompes a déjà excité des plaintes légitimes. Il s'agit ici pour la seule ville de Lille, de l'exploitation annuelle de 150,000 hectolitres de vi-danges qui, à 20 centimes en moyenne, représentent une circu-lation d'une trentaine de mille francs. Cette industrie occupe d'ailleurs un nombre notable d'ouvriers qui ont depuis long-temps une clientèle fixe assez importante pour n'être cédée qu'à un prix parfois élevé.

Ce nouveau système semble donc difficilement praticable sur une vaste échelle et dans toutes les conditions variées où se trouvent les fosses d'une grande ville. En résumé, pour arriver à supprimer plus ou moins complètement des émanations qui ne sont après tout qu'*incommodes*, il offre des inconvénients très graves , à savoir : surcroît de dépenses pour achats d'appareils, surcroît de personnel pour leur fonctionnement, surcroît de dé-penses pour le transport, frais de déplacement, gêne de la cir-culation publique et dans les habitations pendant un temps as-sez prolongé, etc.

On pourrait encore mettre en avant une autre appréciation,

---

(1) Page 483 du t. V. des *Archives de l'agriculture du Nord*.
(2) Arrêté municipal précité

bien qu'elle ne soit plus du ressort agricole ; et à ce point de vue tout particulier, le système à pompes nous paraît offrir un grave inconvénient : celui de ne point permettre, comme l'antique procédé, la découverte des objets, vêtements, cadavres de fœtus, organes, débris organiques, etc., qui peuvent se rattacher à la perpétration d'un crime ou d'un délit. Le chaudron, le sceau, la marmite des vidangeurs ont plus d'une fois ramené des pièces de conviction de cette nature, et la justice ne verrait sans doute pas disparaître sans regret un moyen de perquision et de découverte qui a déjà fait ses preuves d'efficacité et d'utilité.

Que dirons-nous maintenant de l'emploi de la liqueur désinfectante dont on exige l'emploi? Cette addition, que l'on impose aux vidangeurs, a deux graves défauts : d'un côté elle altère la nature chimique de l'engrais, puisqu'elle ralentit ou anéantit le travail de la fermentation ; d'un autre côté, elle occasionne une dépense qui, *pour le moment actuel*, double le prix de l'engrais. En effet, la Société de l'eau anti-méphitique vend maintenant 36 fr. l'hectolitre de cette liqueur, ce qui porte à 36 centimes le litre, c'est-à-dire la quantité suffisante, dit-elle, pour désinfecter deux hectolitres de matière. En acceptant l'exactitude des prétentions des vendeurs, le prix de l'hectolitre de matières fécales serait augmenté déjà de 18 centimes, c'est à peu près la même valeur que les vidangeurs donnent à la matière qu'ils extraient des fosses.

Le cultivateur *seul* paiera donc ce renchérissement : or, si nous en croyons l'histoire de tous les monopoles, il est certain qu'une fois définitivement autorisée et *imposée* dans la pratique des vidanges, l'eau anti-méphitique augmentera son prix.

J'ai dit plus haut que le mélange de cette liqueur désinfectante n'empêchait pas les odeurs désagréables de la vidange : à quoi bon, dès lors, en prescrire l'utilisation? Pourquoi augmenter inutilement la valeur d'un engrais auquel l'agriculture locale doit sa richesse et sa renommée? .

Revenons donc à l'ancienne méthode de vidanges et recher-
chons s'il n'y aurait pas moyen de la modifier de façon à la ren-
dre aussi peu incommode que possible, et de lui conserver ses
avantages agricoles et commerciaux. Que lui reproche-t-on, en
définitive? De répandre « *des exhalaisons méphitiques qui se pro-*
« *duisent pendant l'extraction desdites matières et leur transport par*
« *les rues de la ville* (1). Eh! bien, quelques précautions de la
part des ouvriers, de légères modifications dans les appareils
usités suffisent à dissiper ces reproches et à assurer les résultats
si légitimement sollicités.

Voici comment ces modifications ont été, sur mes indications,
réalisées par les vidangeurs Dewaes, Desmuliers et Desmette.

Pour éviter que les matières fécales ne tombent sur le tonneau pendant leur introduction, ce dernier est garanti par une
bâche goudronnée qui récolte les liquides épanchés, et par son
inclinaison, les conduit à l'ouverture de la fosse.

D'un autre côté, afin d'empêcher les matières introduites de
fournir des odeurs désagréables pendant la descente du chaudron dans la fosse, le tonneau est armé d'un entonnoir métallique qu'un aide ferme hermétiquement au moyen d'un cou-
vercle à charnières, après chaque déversement.

Dès que le nombre de tinettes introduites fait penser au vidangeur que le tonneau est suffisamment rempli, l'aide remplace
rapidement l'entonnoir par une virole en cuivre qui s'adapte très
exactement sur une vis de même métal établie à demeure sur
l'ouverture supérieure du tonneau.

Les tonneaux sont solidement construits, cerclés en fer, parfaitement étanches.

Leur transport ne peut donc donner lieu à la moindre odeur,

---

(1) Arrêté municipal précité.

au moindre épanchement de liquide, soit dans les habitations, soit sur la voie publique.

Une fois la vidange terminée, les ouvriers renferment leurs ustensiles dans la bâche : il leur sera défendu de les laver dans les habitations où ils viennent de travailler. L'opération est donc conduite avec tous les soins de propreté désirables.

Les frais occcasionnés par l'ensemble de ces diverses pièces montent à peine à *neuf* francs par tonneau. Cette dépense ne peut être considérée comme élevée, car elle est une fois faite par le cultivateur, et la matière métallique conserve toujours une certaine valeur : d'autre part, celle-ci est inaltérable par les gaz putrides. Il faut d'ailleurs que la bonde ait une assez grande solidité pour résister aux chocs des tonneaux entr'eux, à leurs divers changements de position lors du chargement et du déchargement : les bondes de glaise, ou en bois, à plus forte raison celles en paille, n'offrent pas à cet égard une consistance et une fixité suffisantes.

Nous avons fait, M. Meurein et moi, l'essai de ces tonneaux, et nous avons la conviction qu'au point de vue de la grande diminution des odeurs pendant la vidange et de leur suppression complète pendant le transport, ils ne laisseront vraiment rien à désirer (1)

---

(1) On arriverait, du reste, à une suppression complète des odeurs pendant la vidange, en imposant aux ouvriers l'obligation de se servir d'une pompe ordinaire dont le tuyau de déversement serait muni d'un conduit en toile goudronnée que l'on adapterait hermétiquement, par l'autre extrémité, autour de la bonde en cuivre du tonneau. Ce procédé, qui ne nécessite plus un entonnoir et enlève toute possibilité d'épanchement de matières, serait bien plus expéditif que l'extraction souvent réitérée à l'aide du chaudron ou du sceau. Une bâche entourerait le corps de pompe à son passage dans la fosse, et préviendrait tout dégagement d'émanations produites par l'agitation des matières pendant leur enlèvement. Malheureusement, ce mode des vidanges est encore trop dispendieux et il serait difficile d'adopter pour toutes les fosses si variables en profondeur un seul corps de pompe d'une longueur convenable.

La simplicité de l'appareil que je propose, la facilité de son maniement et de son transport, l'avantage qu'il offre, au point de vue agricole, de déposer les matières fécales aussi fraîches que possible dans les grandes citernes afin que leur fermentation s'y ralentisse au profit de leur utilisation ultérieure, me font demander pourquoi on ne simplifierait pas cette grave question des vidanges par un moyen radical. Il s'agirait tout uniment de supprimer *progressivement* les fosses d'aisances actuelles et de les remplacer par des fosses mobiles.

Un nombre suffisant de tonneaux pareils à celui dont nous venons de présenter un spécimen, recevraient dans chaque maison les embranchements d'un tuyau central partant d'une cuvette hermétique. Dès que le vidangeur du quartier les trouverait remplis, il les fermerait exactement par le même moyen, et on arriverait ainsi très facilement à l'annihilation complète de toute mauvaise odeur, la vidange, c'est-à-dire un transversement de matières, ne devant plus avoir lieu. Les opérations d'enlèvement seraient sans doute plus fréquentes; mais ne rachèterait-on pas ce léger inconvénient par la facilité et la rapidité de l'exécution !

Ces tonneaux seraient repris le soir à une heure déterminée, de neuf à dix heures, par exemple, et la circulation publique se trouverait, certes, moins entravée que si le transport avait lieu dans le jour, comme cela se pratique maintenant. Ajoutons enfin qu'avec les fosses mobiles, plus de causes d'humidité dans les murs, peu ou point de malpropreté dans l'enlèvement des matières, plus de réparations toujours incommodes et gênantes des latrines ; enfin économie et salubrité.

Cette proposition de supprimur PEU A PEU les fosses actuellement établies n'a rien d'étrange et d'inadmissible, si l'on réfléchit qu'à Paris des ordonnances de M. le préfet de police ont, à plusieurs reprises, décrété des prescriptions qui démontrent suffisamment que la chose est très praticable et que l'autorité ne s'est nullement laissé arrêter par la crainte de réclamations de la part des propriétaires. Ainsi dans l'ordonnance du 23 octobre 1850. on lit :

« Art. 1er. Aucune fosse d'aisances ne pourra être *construite* ou *réparée* sans déclaration préalable faite à la préfecture de police par le propriétaire ou l'entrepreneur ;

« Art. 14. Les fosses *neuves, reconstruites* ou *réparées*, ne pourront être mises en service qu'après qu'un architecte de la préfecture de police en aura fait la réception et aura délivré un permis de fermer. »

Et dans l'ordonnance du 5 juin 1824 :

« Art. 28. Il ne pourra être établi dans Paris, en remplacement des fosses en maçonnerie ou pour en tenir lieu, que des *appareils approuvés par l'autorité compétente*; »

L'art. 31 concerne le transport des fosses mobiles.

Et dans l'ordonnance du 1er octobre 1853 :

Art. 30. Les propriétaires des maisons dont les fosses seront *supprimées* en vertu de la présente ordonnance, seront tenus de les faire remplacer par des fosses *construites conformément aux prescriptions de la première section du présent titre* ou *par des fosses mobiles inodores.*

Ces quelques citations suffisent pour démontrer que les innovations à introduire dans la disposition actuelle des réservoirs de matières fécales sont parfaitement légitimées par des précédents.

Les dispositions administratives dont le service des vidanges a été récemment l'objet dans notre ville, font éprouver le regret que la même sollicitude pour la salubrité publique n'ait pas porté en même temps sur les masses d'urines qui infectent la cité bien autrement que l'enlèvement et le transport des matières fécales. L'agriculture surtout ne saurait rester indifférente à la perte, dans les cours d'eau et les égoûts, d'un aussi précieux engrais (1).

---

(1) Voyez sur ce sujet le rapport de M. Meurein sur les urinoirs publics de la ville, dans les *Archives de l'agriculture du Nord*, t. V, page 25.

Le professeur Schubler n'a-t-il pas expérimentalement démontré qu'un sol arrosé avec de l'urine humaine produit *deux fois plus* que s'il est engraissé avec le fumier d'étable, et *presqu'autant* que s'il est fumé avec des matières fécales ou le sang des boucheries ?

Qui ne sait qu'à Paris, l'urine putréfiée donne lieu à u ie production annuelle de 8 à 900,000 kilogr. de sels ammoniacaux ?

En 1846, M. Stenhouse n'obtenait-il pas de l'urine traitée par un lait de chaux, un phosphate mêlé d'un peu de magnésie et de matières organiques, sous la forme d'une bouillie gélatineuse, d'un assez grand volume, susceptible d'être pulvérisée par la dessiccation et de constituer alors une matière plus transportable et plus maniable pour l'application rurale ? Ce précipité « dont on peut recueillir 7 % environ du poids du liquide, est, suivant M. Girardin (1), un engrais des plus puissants pour les céréales et autres cultures; il renferme deux principes utiles à la végétation, l'acide phosphorique et l'ammoniaque. »

MM. Boussingault et Payen n'ont-ils pas prouvé que l'urine des pissoirs publics fournit « un extrait qui contient 16, 858 % d'azote et dont l'équivalent est par conséquent de 2, 37 comme le guano d'Amérique analysé par MM. Girardin et Bidard ? » (2)

Dans ce département, les agriculteurs éclairés ne récoltent-ils pas avec soin les urines des étables et des écuries pour l'arrosement des champs, des prairies naturelles et artificielles, etc. ? Or, la quantité d'urine émise dans les vingt-quatre heures par l'homme varie, d'après M. Rayer, de 656 à 1,656 grammes : soit, en moyenne, 1,000 grammes, ce qui représente 365 kilogrammes par an, c'est-à-dire une quantité suffisante pour fumer au moins un are de terrain.

---

(1) Cours élémentaire d'agriculture, t. 1er, page 343.
(2)   Idem   page 339.

— 14 —

« Dans un kilogr. d'urine, dit M. Girardin, il y a la quantité d'azote nécessaire à la production d'un kilogr. de blé. » (1)

Et chaque jour, nous laissons perdre sous nos yeux un engrais si puissant, si favorable aux sols légers et calcaires, à l'arrosement des terres en jachère, des céréales éprouvées par les froids, des prairies, des plantes fourragères, alimentaires. etc.!! M. Meurein a, du reste, parfaitement établi que les urines publiques de Lille « fumeraient convenablement 163 hectares et procureraient une récolte supplémentaire de 4,078 hectolitres de blé. » (2).

Les intérêts de l'agriculture, de l'hygiène et du commerce exigent donc hautement que l'on sollicite la prescription administrative de mesures efficaces pour assurer la récolte des urines répandues sur la voie de nos cités, dans les fabriques, prisons, hôpitaux, établissements d'instruction, casernes, aux abords des chemins de fer, des monuments et édifices, etc.

Ici encore, la question de dépenses est minime, et le moyen d'exécution des plus simples.

Que sur tous les points de la ville officiellement désignés, dans tous les endroits actuellement occupés par les urinoirs si défectueux à bien des points de vue, la municipalité autorise des vidangeurs à placer, à leurs frais et suivant les plans qui leur seront imposés, un ou plusieurs tonneaux intérieurement goudronnés, semblables à celui décrit ci-dessus, recevant les embranchements à syphon d'un tuyau central aboutissant à une cuvette hermétique, également goudronnée, qui recevra les déjections urinaires ;

Que la vidange de ces tonneaux ait également lieu chaque soir ;

Que ces appareils soient placés, non pas dans des fosses, mais

____

(1) Page 341 du Cours d'agriculture.
(2) Travail précité, p. 31.

à fleur du sol, sous des espèces de guérites suffisamment larges, convenablement ventilées, afin de donner une légitime satisfaction à l'hygiène et à la morale;

Que sur les points les plus fréquentés de la ville, on adosse à ces urinoirs publics des fosses mobiles également publiques qui jusqu'ici, on le croirait à peine, ont fait défaut à une cité de 80,000 âmes !

Et tous les intérêts publics et privés seront sauvegardés dans cette délicate et complexe question.

Je conclus en priant le Comice agricole de vouloir bien solliciter de M. le maire de Lille.

1° Le maintien de l'ancien système de vidanges, modifié toutefois comme il est proposé plus haut, ou d'une façon analogue, et si recommandable, à divers titres, par sa simplicité, son économie, sa rapidité d'exécution à cause du fractionnement, et la conservation du prix ancien et des qualités naturelles de la matière ;

2° Le remplacement de tous les urinoirs publics par des tonneaux mobiles, goudronnés à l'intérieur et communiquant avec des cuvettes hermétiques, système dont la construction et l'exploitation seraient abandonnées aux vidangeurs de chaque quartier, à la condition par eux de se soumettre à toutes les obligations de frais, de disposition, d'entretien, de surveillance et de propreté qui seraient prescrites ;

3° La substitution *progressive* de tonneaux mobiles aux latrines actuelles, en commençant par les quartiers pauvres et populeux où ces dernières sont un sujet d'horrible infection et d'une inqualifiable insalubrité.

4° L'interdiction de tout procédé de vidanges ayant pour résultat de dénaturer l'engrais fécal et d'en augmenter le prix.

Lille, imp. de Lefebvre-Ducrocq.

TRAVAUX DU MÊME AUTEUR.

1. *Clinique chirurgicale de l'hôpital du Gros-Caillou (1842).*
2. *Cyclotôme crânien, nouvelle scie pour les autopsies (1842).*
3. *Recherches sur les tumeurs sublinguales (1845).*
4. *Sutures des tendons (1854)*
5. *Considérations cliniques sur les Kystes (1845).*
6. *Nouvel appareil pour l'entorse du pied (1847).*
7. *Du sulfate de cuivre dans la blennorrhagie (1847).*
8. *Traitement médical de l'hydrocèle (1848).*
9. *Notice climatologique sur Teniet-el-Had (1848).*
10. *De la création des hôpitaux arabes (1848).*
11. *De l'acide azotique dans la gingivité épidémique (1849).*
12. *Considérations pratiques sur les maladies de l'Afrique (1849).*
13. *Du mal de mer comme moyen curatif (1849).*
14. *Du traitement de la fièvre intermittente en Algérie (Mémoire couronné par la Société de médecine d'Alger, 1849*
15. *De l'hypérémie des sinus frontaux (1850)*
16. *De l'emploi thérapeutique des eaux de Teniet-el-Had (1850).*
17. *Névralgie oculaire épidémique à Téniet-el Had (1850).*
18. *De l'existence réelle de la névralgie oculaire épidémique (1851).*
19. *Traitement de la dyssenterie et de la fièvre intermittente par la poudre du docteur Fave (1851)*
20. *Varioles et rougeoles consécutives à la vaccine (1851).*
21. *Le choléra en Algérie (1849, 1850 et 1851).*
22. *Insalubrité de la viande de porc en Algérie (1852)*
23. *Compte-rendu des travaux de la Société de médecine d'Alger (1852).*
24. *Conseils d'hygiène aux Musulmans de l'Algérie (1853)*
25. *De l'ophthalmie en Algérie (1854)*
26. *Du chancre du Sahara (1854).*
27. *Médecine et hygiène des Arabes, un vol. in-8° de 600 pages (1855).*
28. *De la suture mixte et en faufil (1855).*
29. *A propos d'un conte arabe (1855).*
30. *De l'influence du transport par les chemins de fer sur la santé des animaux destinés à la boucherie et à l'engraissement (1856).*
31. *Des eaux minérales de l'Algérie (1856.)*
32. *Des tumeurs du sein chez l'homme (1856).*
33. *Expérimentations cliniques sur un nouveau mode de traitement de la dyssenterie et de la fièvre intermittente (1856).*
34. *Rapports au comité central de vaccine du département du Nord sur l'état de la propagation de la vaccine en 1855, en 1856, en 1857.*
35. *Recherches sur la luxation sacro-iliaque (1857).*
36. *Epidémies varioliques de Bauvin et de Sainghin-en-Mélantois (1857).*
37. *Essais d'inoculation des eaux aux jambes (1857).*
38. *Etudes historiques et statistiques sur la vaccine et la variole dans le département du Nord de 1805 à 1856 (1857)*
39. *La variole dans le nord de l'Afrique (1857).*
40. *Les dentistes arabes. (1857).*
41. *De l'enseignement de l'hygiène dans les écoles de médecine (1858)*
42. *Documents comparatifs sur l'efficacité du vaccin pris de bras à bras et récolté sur verre (1858)*
43. *Des ressources que la matière médicale arabe peut offrir aux pharmacopées française et algérienne (1858).*